1

INTRODUCCION

Las enfermedades neurodegenerativas abarcan un conjunto de dolencias que principalmente afecten a las **neuronas del cerebro**. Las neuronas son elementos básicos del sistema nervioso, que está compuesto por la médula espinal y el encéfalo. Estas neuronas, en general, ni se reemplazan ni reproducen, por lo que cuando sufren daños el cuerpo no las puede sustituir.

Estas enfermedades causan problemas en diversas actividades que el cuerpo realiza, como el movimiento, el equilibrio, respirar, hablar o funciones del corazón. Las enfermedades neurodegenerativas se caracterizan por ser progresivas y gran parte de ellas son de carácter genético.

ENFERMEDADES NEURODEGENERATIVAS MAS DESTACADAS

1.- ESCLEROSIS LATERAL AMIOTROFICA (ELA).

La esclerosis lateral amiotrófica o ELA, es una enfermedad de las neuronas en el cerebro, el tronco cerebral y la médula espinal que controlan el movimiento de los músculos voluntarios.

La ELA también es conocida como la enfermedad de Lou Gehrig.

Causas

Uno de cada 10 casos de esclerosis lateral amiotrófica (ELA) se debe a un defecto genético. La causa se desconoce en la mayoría del resto de los casos.

En la ELA, las células nerviosas (neuronas) motoras se desgastan o mueren y ya no pueden enviar mensajes a los músculos. Con el tiempo, esto lleva a debilitamiento muscular, espasmos e incapacidad para mover los brazos, las piernas y el cuerpo. La afección empeora lentamente. Cuando los músculos en la zona torácica dejan de trabajar, se vuelve difícil o imposible respirar.

La ELA afecta aproximadamente a 5 de cada 100,000 personas en todo el mundo.

Tener un familiar que presente una forma hereditaria de la enfermedad es un factor de riesgo de ELA. Otros riesgos incluyen el servicio en las fuerzas armadas. Algunos factores de riesgo son polémicos.

Síntomas

Los síntomas generalmente no se presentan sino hasta después de los 50 años, pero pueden empezar en personas más jóvenes. Las personas que padecen esta afección tienen una pérdida de la fuerza muscular y la coordinación que con el tiempo empeora y les hace imposible la realización de actividades rutinarias, como subir escaleras, levantarse de una silla o deglutir.

La debilidad puede afectar primero los brazos o las piernas, o la capacidad de respirar o deglutir. A medida que la enfermedad empeora, más grupos musculares desarrollan problemas.

La ELA no afecta los sentidos (vista, olfato, gusto, oído y tacto). La mayoría de las personas es capaz de pensar como lo hace normalmente, si bien una pequeña cantidad presenta demencia, lo que provoca problemas con la memoria.

La debilidad muscular comienza en una parte del cuerpo, como el brazo o la mano, y empeora lentamente hasta que conduce a lo siguiente:

- Dificultad para levantar cosas, subir escaleras y caminar
- Dificultad para respirar
- Dificultad para tragar, asfixia con facilidad, babeo o náuseas
- Caída de la cabeza debido a la debilidad de los músculos del cuello
- Problemas del habla, como un patrón de discurso lento o anormal (arrastrando las palabras)
- Cambios en la voz, ronquera

Otros hallazgos incluyen:

- Depresión
- Calambres musculares
- Rigidez muscular, llamada espasticidad
- Contracciones musculares, llamadas fasciculaciones
- Pérdida de peso

Pruebas y exámenes

El proveedor de atención médica lo examinará y le hará preguntas acerca de los síntomas y su historia clínica.

El examen físico puede mostrar:

- Debilidad, que a menudo empieza en una zona
- Temblores musculares, espasmos, fasciculaciones o pérdida de tejido muscular
- Fasciculaciones de la lengua (común)
- Reflejos anormales
- Marcha rígida o torpe
- Aumento o reducción de los reflejos en las articulaciones
- Dificultad para controlar el llanto o la risa (algunas veces se denomina incontinencia emocional)
- Pérdida del reflejo nauseoso

Los exámenes que se pueden hacer comprenden:

- Exámenes de sangre para descartar otras afecciones
- Examen de la respiración para observar si los músculos de los pulmones están afectados
- Resonancia magnética o c tomografía computarizada de la columna ervical para verificar que no haya ninguna enfermedad o lesión en el cuello, que pueda aparentar ser ELA

- Electromiografía para ver cuáles nervios o músculos no están funcionado apropiadamente
- Pruebas genéticas si hay antecedentes familiares de ELA
- Tomografía computarizada o resonancia magnética de la cabeza para descartar otras afecciones
- Estudios de la deglución
- Punción raquídea (punción lumbar)

Tratamiento

No se conoce una cura para ELA. Un medicamento llamado riluzol ayuda a retardar los síntomas y ayuda a las personas a tener una vida ligeramente más larga.

Hay dos medicamentos disponibles que ayudan a frenar el progreso de los síntomas y ayudar a las personas a vivir un poco más:

- Riluzol (Rilutek)
- Edaravon (Radicava)

Los tratamientos para controlar otros síntomas incluyen:

- Baclofeno o diazepam para controlar la espasticidad que interfiere con las actividades cotidianas

▄ Trihexifenidil o amitriptilina para personas con problemas para deglutir su propia saliva

La fisioterapia, la rehabilitación y el uso de dispositivos ortopédicos o silla de ruedas, u otras medidas ortopédicas pueden ser necesarios para maximizar la función muscular y la salud en general.

Las personas con ELA tienden a perder peso. La enfermedad en sí aumenta la necesidad de alimentos y calorías. Al mismo tiempo, los problemas de asfixia y al tragar hacen que sea difícil comer lo suficiente. Para ayudar con la alimentación, se puede colocar un tubo en el estómago. Un nutricionista que se especialice en ELA puede ofrecer consejos sobre alimentación saludable.

Los aparatos de respiración incluyen máquinas que se utilizan solo por la noche y ventilación mecánica constante.

Se pueden necesitar medicamentos para la depresión si una persona con ELA se siente triste. También deben discutir sus deseos con respecto a la ventilación artificial con sus familias y proveedores.

Grupos de apoyo

El apoyo emocional es vital para hacerle frente a este trastorno, dado que la función mental no resulta afectada. Grupos como ALS Association pueden estar disponibles para ayudar a las personas a manejar este problema.

También hay disponibilidad de apoyo para personas que cuidan de alguien con ELA y esto puede ser muy útil.

Expectativas (pronóstico)

Con el tiempo, las personas con ELA pierden progresivamente la capacidad de desenvolverse o cuidarse. La muerte a menudo ocurre al cabo de 3 a 5 años después del diagnóstico. Aproximadamente 1 de cada 4 personas sobrevive por más de 5 años después del diagnóstico. Algunas personas viven mucho tiempo más, pero normalmente necesitan ayuda para respirar de un respirador artificial u otro dispositivo.

Posibles complicaciones

Las posibles complicaciones de ELA incluyen:

- Inhalación de alimentos sólidos o líquidos (aspiración)

- Pérdida de la capacidad para cuidar de sí mismo
- Insuficiencia pulmonar
- Neumonía
- Úlceras de decúbito
- Pérdida de peso

Cuándo contactar a un profesional médico

Llame a su proveedor si:

- Tiene síntomas de ELA, particularmente si tiene antecedentes familiares del trastorno
- A usted o a alguien más le han diagnosticado ELA y los síntomas empeoran o se presentan nuevos síntomas

El aumento de la dificultad para deglutir, la dificultad respiratoria y los episodios de apnea son síntomas que requieren atención inmediata.

2.-ENFERMEDAD DE ALZHEIMER

Descripción general

La enfermedad de Alzheimer es un trastorno progresivo que hace que las células del cerebro se consuman (degeneren) y mueran. La enfermedad de Alzheimer es la causa más común de demencia, una disminución continua de las habilidades de pensamiento, comportamiento y sociales que altera la capacidad de una persona para funcionar de manera independiente.

Los primeros signos de la enfermedad pueden aparecer cuando se olvidan eventos recientes o conversaciones. A medida que la enfermedad avanza, una persona con la enfermedad de Alzheimer desarrollará un deterioro grave de la memoria y perderá la capacidad de realizar tareas cotidianas.

Los medicamentos actuales para la enfermedad de Alzheimer pueden mejorar temporalmente los síntomas o retardar la tasa de disminución de las capacidades. En ocasiones, estos tratamientos pueden ayudar a las personas con la enfermedad de Alzheimer a maximizar la función y mantener la independencia por un tiempo. Los diferentes programas y servicios pueden ayudar a las personas con la enfermedad de Alzheimer y a las personas responsables de su cuidado.

No existe un tratamiento que cure la enfermedad de Alzheimer o que altere el proceso de la enfermedad en el cerebro. En las etapas avanzadas de la enfermedad, las complicaciones de la pérdida grave de la función cerebral, como la deshidratación, la desnutrición o la infección, causan la muerte.

Síntomas

La pérdida de la memoria es el síntoma clave de la enfermedad de Alzheimer. Uno de los signos precoces de la enfermedad suele ser la dificultad para recordar eventos o conversaciones recientes. A medida que la enfermedad avanza, las alteraciones de la memoria empeoran y se manifiestan otros síntomas.

Al principio, es posible que el paciente con Alzheimer esté consciente de la dificultad para recordar las cosas y organizar los pensamientos. Es más probable que un familiar o un amigo noten el empeoramiento de los síntomas.

Los cambios cerebrales que se relacionan con la enfermedad de Alzheimer provocan dificultades en aumento con lo siguiente:

Memoria

Todo el mundo tiene lapsos de memoria ocasionales. Es normal olvidarte dónde pusiste las llaves o el nombre de un conocido. Sin embargo, la pérdida de memoria asociada con la enfermedad de Alzheimer persiste y empeora, lo cual afecta la capacidad de funcionar en el trabajo o en el hogar.

Las personas con Alzheimer pueden hacer lo siguiente:

- Repetir expresiones y preguntas una y otra vez.
- Olvidarse de conversaciones, turnos o eventos, y no recordarlos más tarde.
- Perder habitualmente las posesiones, a menudo cuando las ponen en lugares ilógicos.
- Perderse en lugares conocidos.
- Eventualmente olvidar los nombres de los miembros de la familia y los objetos cotidianos.
- Tener problemas para encontrar las palabras adecuadas para identificar objetos, expresar pensamientos o participar en conversaciones.

El pensamiento y el razonamiento

La enfermedad de Alzheimer dificulta la concentración y el pensamiento, en especial con conceptos abstractos tales como los números.

La realización de varias tareas es particularmente difícil, y es posible que se complique el manejo de las finanzas, el balance de las chequeras y el pago a tiempo de las cuentas. Estas dificultades pueden evolucionar y convertirse en una incapacidad para reconocer y lidiar con los números.

Hacer valoraciones y tomar decisiones

Disminuirá la capacidad para llegar a decisiones y opiniones razonables en situaciones cotidianas. Por ejemplo, la persona puede tomar malas decisiones o tener actitudes impropias en interacciones sociales, o usar ropa inadecuada para el clima. Puede ser más difícil responder de forma efectiva a las dificultades cotidianas, tales como cuando se quema la comida u ocurre algo inesperado al conducir.

Planificar y realizar actividades familiares

Con el avance de la enfermedad, las actividades que, en algún momento, fueron parte de la rutina y que requerían el seguimiento de pasos secuenciales, como planear y elaborar una comida o jugar un juego favorito, se transforman en una dificultad. Con el tiempo, las personas con la enfermedad de Alzheimer avanzada pueden olvidarse de cómo realizar tareas básicas, como vestirse y bañarse.

Cambios en la personalidad y en la conducta

Los cambios cerebrales que se producen en la enfermedad de Alzheimer pueden afectar el estado de ánimo y el comportamiento. Los problemas pueden incluir los siguientes:

- Depresión
- Apatía
- Aislamiento social
- Cambios de humor.
- Desconfianza en los demás
- Irritabilidad y agresividad
- Cambios en los patrones de sueño
- Desorientación
- Pérdida de la inhibición
- Delirios, como creer que te robaron

Habilidades preservadas

Muchas habilidades importantes se preservan por largos períodos incluso mientras los síntomas empeoran. Las habilidades preservadas pueden incluir leer o escuchar libros, contar historias y recordar, cantar, escuchar música, bailar, dibujar o hacer manualidades.

Estas habilidades pueden preservarse por más tiempo porque las controla una parte del cerebro que se afecta más adelante en el curso de la enfermedad.

Cuándo debes consultar con un médico

Algunos trastornos, incluidos los trastornos tratables, pueden causar la pérdida de la memoria u otros síntomas de demencia. Si estás preocupado por tu memoria u otras habilidades de razonamiento, habla con el médico para que te realice una evaluación integral y un diagnóstico.

Si estás preocupado por las habilidades de razonamiento que observas en un familiar o amigo, habla acerca de tus preocupaciones y pídele que vayan juntos a una consulta con el médico.

3.-ENFERMEDAD DE PARKINSON

Descripción general

La enfermedad de Parkinson es una enfermedad progresiva del sistema nervioso que afecta el movimiento. Los síntomas comienzan gradualmente. A veces, comienza con un temblor apenas perceptible en una sola mano. Los temblores son habituales, aunque la enfermedad también suele causar rigidez o disminución del movimiento.

En las etapas iniciales de la enfermedad de Parkinson, el rostro puede tener una expresión leve o nula. Es posible que los brazos no se balanceen cuando caminas. El habla puede volverse suave o incomprensible. Los síntomas de la enfermedad de Parkinson se agravan a medida que esta progresa con el tiempo.

A pesar de que la enfermedad de Parkinson no tiene cura, los medicamentos podrían mejorar notablemente los síntomas. En ocasiones, el médico puede sugerir realizar una cirugía para regular determinadas zonas del cerebro y mejorar los síntomas.

Síntomas

Los signos y síntomas de la enfermedad de Parkinson pueden ser diferentes para cada persona. Los primeros signos pueden ser leves y pasar desapercibidos. A menudo, los síntomas comienzan en un lado del cuerpo y usualmente continúan empeorando en ese lado, incluso después de que los síntomas comienzan a afectar a ambos lados.

Los signos y síntomas de la enfermedad de Parkinson pueden incluir los siguientes:

- **Temblores.** Un temblor, o sacudida, generalmente comienza en una extremidad, a menudo en la mano o los dedos. Puedes frotar el pulgar y el índice hacia adelante y hacia atrás, lo que se conoce como un temblor de rodamiento de la píldora. Tu mano puede temblar cuando está en reposo.
- **Movimiento lento (bradicinesia).** Con el tiempo, la enfermedad de Parkinson puede retardar tu movimiento, haciendo que las tareas simples sean difíciles y lleven más tiempo. Puede que tus pasos sean más cortos cuando caminas. Puede resultar difícil levantarte de la silla. Puede que arrastres los pies mientras intentas caminar.
- **Rigidez muscular.** La rigidez muscular puede ocurrir en cualquier parte del cuerpo. Los músculos rígidos pueden ser dolorosos y limitar tu posibilidad de movimiento.

- **Alteración de la postura y el equilibrio.** La postura puede volverse encorvada o puedes tener problemas de equilibrio como consecuencia de la enfermedad de Parkinson.
- **Pérdida de los movimientos automáticos.** Es posible que tengas una capacidad reducida para realizar movimientos inconscientes, como parpadear, sonreír o balancear los brazos cuando caminas.
- **Cambios en el habla.** Puedes hablar suavemente, rápidamente, insultar o dudar antes de hablar. Tu discurso puede ser más monótono debido a la falta de las inflexiones habituales.
- **Cambios en la escritura.** Puede resultarte más difícil escribir y tu letra puede parecer pequeña.

Cuándo debes consultar con un médico

Consulta con el médico si tienes algunos de los síntomas asociados con la enfermedad de Parkinson, no solamente para diagnosticar tu enfermedad sino también para descartar otras causas para tus síntomas.

Causas

En la enfermedad de Parkinson, algunas células nerviosas (neuronas) en el cerebro se descomponen o mueren gradualmente. Muchos de los síntomas obedecen a una pérdida de las neuronas que producen dopamina, una especie de mensajero químico en el cerebro. Cuando los niveles de dopamina disminuyen, se genera una anomalía en la actividad cerebral, lo que causa los síntomas de la enfermedad de Parkinson.

Se desconoce la causa de la enfermedad de Parkinson, pero varios factores parecen influir, como los siguientes:

- **Genética.** Los investigadores han identificado mutaciones genéticas específicas que pueden causar enfermedad de Parkinson. Sin embargo, estas son poco comunes, salvo algunos casos en que muchos miembros de la familia padecen enfermedad de Parkinson.

  No obstante, ciertas variaciones genéticas parecen aumentar el riesgo de tener enfermedad de Parkinson, pero con un riesgo relativamente menor de la enfermedad de Parkinson para cada uno de estos marcadores genéticos.

Desencadenantes ambientales. La exposición a ciertas toxinas o factores ambientales puede aumentar el riesgo de tener la enfermedad de Parkinson en el futuro, pero el riesgo es relativamente menor.

Los investigadores también han observado que se producen muchos cambios en el cerebro de las personas con la enfermedad de Parkinson, aunque no resulta claro por qué ocurren estos cambios. Entre estos cambios se incluyen los siguientes:

- **La presencia de cuerpos de Lewy.** Las masas de sustancias específicas dentro de las células cerebrales son marcadores microscópicos de la enfermedad de Parkinson. Estas masas se llaman cuerpos de Lewy, y los investigadores creen que estos cuerpos de Lewy contienen un indicio importante de la causa de la enfermedad de Parkinson.
- **Dentro de los cuerpos de Lewy se encuentra la alfa-sinucleína.** Si bien se encuentran muchas sustancias en los cuerpos de Lewy, los científicos creen que una sustancia importante es la proteína natural y generalizada, llamada alfa-sinucleína (a-sinucleína). Se encuentra en todos los cuerpos de Lewy en forma de una masa que las células no pueden descomponer. Actualmente, esta sustancia

es un foco importante entre los investigadores de la enfermedad de Parkinson.

Factores de riesgo

Entre los factores de riesgo de la enfermedad de Parkinson se incluyen los siguientes:

- **La edad.** Los adultos jóvenes rara vez padecen la enfermedad de Parkinson. Originalmente comienza en etapas medias o avanzadas de la vida, y los riesgos aumentan con la edad. Las personas normalmente manifiestan la enfermedad alrededor de los 60 años de edad en adelante.
- **Predisposición genética.** Tener un pariente cercano que sufra la enfermedad de Parkinson aumenta las probabilidades de que desarrolles la enfermedad. Sin embargo, los riesgos son aún pequeños a menos que tengas muchos parientes en tu familia con enfermedad de Parkinson.
- **Sexo.** Los hombres son más propensos a desarrollar la enfermedad de Parkinson que las mujeres.
- **Exposición a toxinas.** La exposición constante a herbicidas y pesticidas puede aumentar ligeramente el riesgo de enfermedad de Parkinson.

Complicaciones

La enfermedad de Parkinson a menudo está
acompañada de estos problemas adicionales, que
pueden tratarse:

- **Dificultad para pensar.** Es posible que
  tengas problemas cognitivos (demencia) y
  dificultad para pensar. Esto suele suceder en
  las etapas más avanzadas de la enfermedad
  de Parkinson. Tales problemas cognitivos
  no suelen responder a los medicamentos.
- **Depresión y cambios emocionales.** Es
  posible que tengas depresión, en ocasiones
  en las primeras etapas. El tratamiento para
  la depresión puede facilitar la forma de
  lidiar con otras dificultades ocasionadas por
  la enfermedad de Parkinson.

  También es posible sufrir otros cambios
  emocionales, como miedo, ansiedad o
  pérdida de la motivación. Los médicos
  pueden prescribir medicamentos para tratar
  estos síntomas.

- **Problemas para tragar.** Es posible que se
  desarrollen dificultades para tragar a
  medida que evoluciona la enfermedad. La
  saliva puede acumularse en la boca a causa
  de la forma lenta de tragar, y así se produce
  el babeo.

- **Problemas para masticar y comer.** La enfermedad de Parkinson en etapas avanzadas afecta los músculos de la boca, por lo cual se dificulta la masticación. Esto puede ocasionar atragantamientos y desnutrición.
- **Problemas para dormir y trastornos del sueño.** Las personas con enfermedad de Parkinson a menudo tienen problemas para dormir, que incluyen el despertar frecuentemente durante la noche, despertar temprano o quedarse dormidos durante el día.

También es posible que presenten un trastorno de comportamiento de sueño de movimiento ocular rápido, en el cual se actúan los sueños. Algunos medicamentos pueden ayudar a tratar los problemas del sueño.

- **Problemas con la vejiga.** La enfermedad de Parkinson puede ocasionar problemas en la vejiga que incluyen la incapacidad de contener la orina o tener problemas para orinar.
- **Estreñimiento.** Muchas personas con enfermedad de Parkinson manifiestan estreñimiento, principalmente porque su sistema digestivo funciona más lento.

Es posible que también te suceda lo siguiente:

- **Cambios en la presión arterial.** Quizás te sientas mareado o aturdido cuando te pones de pie a causa de una disminución de la presión arterial de repente (hipotensión ortostática).
- **Disfunción del olfato.** Es posible que tengas problemas con el sentido del olfato. Quizás tengas dificultad para identificar algunos olores o para diferenciarlos.
- **Cansancio.** Muchas personas con enfermedad de Parkinson pierden la energía y sienten fatiga, en especial al final del día. Se suele desconocer la causa.
- **Dolor.** Algunos pacientes con enfermedad de Parkinson presentan dolor, ya sea en áreas específicas o en todo el cuerpo.
- **Disfunción sexual.** En algunos casos, los pacientes que tienen la enfermedad de Parkinson notan una disminución del deseo sexual o en el rendimiento sexual.

Prevención

Debido a que se desconoce la causa de la enfermedad de Parkinson, las maneras probadas para prevenirla también son un misterio.

En algunas investigaciones se ha demostrado que el ejercicio aeróbico regular podría reducir el riesgo de tener la enfermedad de Parkinson.

Otras investigaciones han demostrado que las personas que beben cafeína, que se encuentra en el café, el té y las bebidas cola, presentan enfermedad de Parkinson con menos frecuencia que las personas que no la consumen. Sin embargo, aún se desconoce si la cafeína en realidad previene la enfermedad de Parkinson, o si está relacionada en algún aspecto. En la actualidad, no existe evidencia suficiente para indicar que el consumo de bebidas con cafeína tenga un efecto protector contra la enfermedad de Parkinson. El té verde también está relacionado con un riesgo menor de tener la enfermedad de Parkinson.

4.-ENFERMEDAD DE HUNTINGTON

Introducción

La enfermedad de Huntington es una enfermedad hereditaria que provoca el desgaste de algunas células nerviosas del cerebro. Las personas nacen con el gen defectuoso pero los síntomas no aparecen hasta después de los 30 o 40 años. Los síntomas iniciales de esta enfermedad pueden incluir movimientos descontrolados, torpeza y problemas de equilibrio. Más adelante, puede impedir caminar, hablar y tragar. Algunas personas dejan de reconocer a sus familiares. Otros están concientes de lo que los rodea y pueden expresar sus emociones.

Si uno de sus padres tiene la enfermedad de Huntington, usted tiene un 50 por ciento de posibilidades de tenerla. Un análisis de sangre puede indicar si tiene el gen de la enfermedad y si la desarrollará. La consejería genética puede ayudarlo a evaluar los riesgos y los beneficios de someterse al análisis.

No existe una cura. Hay medicinas que pueden ayudarlo a controlar algunos síntomas, pero no pueden retrasar ni detener la enfermedad.

Diagnóstico

El diagnóstico preliminar de la enfermedad de Huntington se basa principalmente en tus respuestas a preguntas, en una exploración física general, una revisión de la historia clínica familiar y exámenes neurológicos y psiquiátricos.

Examen neurológico

oEl neurólogo te hará preguntas y llevará a cabo pruebas relativamente simples en el consultorio para evaluar lo siguiente:

Síntomas motores

- Reflejos
- Fuerza muscular
- Tono muscular

- Coordinación
- Equilibrio

Síntomas sensoriales

- Sentido del tacto
- Vista y movimiento ocular
- Audición

Síntomas psiquiátricos

- Estado mental
- Humor

Análisis neuropsicológico

El neurólogo puede realizar pruebas estandarizadas para evaluar lo siguiente:

- Memoria
- Razonamiento
- Agilidad mental
- Función del lenguaje
- Razonamiento espacial

Evaluación psiquiátrica

Es posible que te deriven a un psiquiatra para que te realice un examen para evaluar diversos factores que pueden contribuir al diagnóstico, entre los que se encuentran los siguientes:

- Estado emocional
- Patrones de comportamiento
- Calidad de juicio
- Habilidades para hacer frente a desafíos o situaciones
- Signos de trastornos de pensamiento
- Evidencia de abuso de sustancias

Tratamiento

Ningún tratamiento puede alterar el curso de la enfermedad de Huntington. Pero los medicamentos pueden aliviar algunos síntomas de los trastornos psiquiátricos y del movimiento. Además, múltiples intervenciones pueden ayudar a una persona a adaptarse a los cambios en sus capacidades durante un cierto tiempo.

Es probable que el tratamiento con medicamentos evolucione durante el curso de la enfermedad, en función de los objetivos de tratamiento generales. Además, los medicamentos para tratar algunos síntomas pueden generar efectos secundarios que empeoran otros síntomas. Es por eso que los objetivos y el plan de tratamiento se deben revisar y actualizar regularmente.

5.-ATAXIA DE FRIEDREICH

La ataxia de Friedreich es una enfermedad hereditaria que causa daño progresivo al sistema nervioso dando como resultado síntomas que varían desde perturbaciones de la marcha y problemas del lenguaje a la enfermedad cardíaca. Se le dio el nombre del médico Nicholaus Friedreich, quien fue el primero en describir la enfermedad en la década de 1860. La "ataxia," que se refiere a problemas de coordinación tales como movimientos torpes y desmañados e inestabilidad, se produce en muchas enfermedades y afecciones diferentes. La ataxia en la ataxia de Friedreich se produce de la degeneración de tejido nervioso en la médula espinal y de nervios que controlan el movimiento muscular de los brazos y las piernas. La médula espinal se adelgaza y las células nerviosas pierden parte de su vaina de mielina, la estrecha cobertura de todas las células nerviosas que ayuda a trasmitir los impulsos nerviosos.

La ataxia de Friedreich, aunque es infrecuente, es la ataxia hereditaria más prevalente, que afecta a alrededor de 1 de cada 50,000 personas en los Estados Unidos. Ambos sexos se afectan por igual.

¿Cuáles son los signos y síntomas?

Generalmente los síntomas comienzan entre los 5 y los 15 años de edad pero pueden, en ocasiones infrecuentes, aparecer tan precozmente como a los 18 meses o tan tarde como a los 50 años de edad. El primer síntoma que aparece es generalmente la dificultad para caminar, o ataxia de la marcha. La ataxia empeora gradualmente y se propaga lentamente a los brazos y luego al tronco. Pueden ser signos precoces las deformidades en los pies, tales como pie zambo, flexión (doblez involuntaria) de los dedos de los pies, dedos de los pies en martillo, o inversión del pie (giro hacia adentro). Con el tiempo, los músculos comienzan a debilitarse y a consumirse, especialmente en los pies, piernas y manos, y se desarrollan las deformidades. Otros síntomas incluyen la pérdida de reflejos tendinosos, especialmente en las rodillas y los tobillos. A menudo hay una pérdida gradual de la sensación en las extremidades, que puede propagarse a otras partes del cuerpo. Se desarrolla la disartria (lenguaje lento y arrastrando las palabras), y la persona se cansa con facilidad. Los movimientos rápidos, rítmicos e involuntarios de los ojos (nistagmus) son comunes. La mayoría de las personas con ataxia de Friedreich desarrolla escoliosis (una curvatura de la columna hacia un lado), que en caso de ser grave, puede afectar la respiración.

Otros síntomas que pueden producirse son dolor torácico, dificultad respiratoria y palpitaciones. Estos síntomas son el resultado de diversas formas de enfermedad cardíaca que a menudo acompañan la ataxia de Friedreich, como cardiomiopatía (agrandamiento del corazón), fibrosis del miocardio (formación de material de tipo fibroso en los músculos del corazón), e insuficiencia cardíaca. Las anormalidades del ritmo cardíaco como la taquicardia (frecuencia cardíaca rápida) y el bloqueo cardíaco (deterioro de la conducción de impulsos cardíacos dentro del corazón) también son comunes. Alrededor del 20 por ciento de las personas con ataxia de Friedreich desarrolla intolerancia a los hidratos de carbono y el 10 por ciento contrae diabetes mellitus. Algunas personas pierden la audición o la vista.

La velocidad de evolución varía de una persona a otra. Generalmente, entre 10 y 20 años luego de la aparición de los primeros síntomas, la persona está confinada a una silla de ruedas, y en etapas posteriores de la enfermedad los individuos se vuelven totalmente incapacitados. Puede estar afectada la expectativa de vida; muchas personas con ataxia de Friedreich mueren en la edad adulta de la enfermedad cardíaca asociada, la causa de muerte más común. Sin embargo, algunas personas con síntomas menos graves de ataxia de Friedreich viven mucho más, algunas veces hasta los 60 o 70 años.

¿Cómo se diagnostica la Ataxia de Friedreich?

Los médicos diagnostican la ataxia de Friedreich realizando un examen clínico minucioso, que comprende una historia clínica y un examen físico detallado. Las pruebas que podrían realizarse son:

- electromiograma (EMG), que mide la actividad eléctrica de las células musculares,
- estudios de conducción nerviosa, que miden la velocidad con la cual los nervios trasmiten los impulsos,
- electrocardiograma (ECG), que muestra una presentación gráfica de la actividad eléctrica o del patrón de latidos del corazón,
- ecocardiograma, que registra la posición y movimiento del músculo cardíaco,
- imágenes de resonancia magnética (IRM) o tomografía computarizada (CT), que proporcionan una imagen del cerebro y la médula espinal,
- punción lumbar para evaluar el líquido cefalorraquídeo,
- análisis de sangre y orina para verificar niveles aumentados de glucosa, y
- pruebas genéticas para identificar al gen afectado.

¿Cómo se hereda la ataxia de Friedreich?

La ataxia de Friedreich es una enfermedad autosómica recesiva, lo que significa que el paciente debe heredar dos genes afectados, uno de cada padre, para que se desarrolle la enfermedad. La persona que tiene una sola copia anormal de un gen de una enfermedad genética recesiva como la ataxia de Friedreich se llama portador. Un portador no desarrollará la enfermedad pero puede pasar el gen afectado a sus hijos. Si ambos padres son portadores del gen de la ataxia de Friedreich, sus hijos tendrán una probabilidad de 1 en 4 de tener la enfermedad y una probabilidad de 1 en 2 de heredar un gen anormal que ellos, a su vez, podrían pasar a sus hijos. Alrededor de uno de 90 estadounidenses de origen europeo transporta un gen afectado.

Los humanos tienen dos copias de cada gen, uno heredado de la madre y otro del padre. Los genes están ubicados en un lugar específico en cada uno de los 46 cromosomas del individuo, que son cadenas apretadamente enroscadas de ADN que contienen millones de sustancias químicas llamadas bases. Estas bases: la adenina, tiamina, citosina y guanina, se abrevian A, T, C, y G. Ciertas bases siempre se "aparean" juntas (A con T; C con G), y combinaciones diversas de pares de bases se unen en grupos de tres para formar mensajes codificados.

Estos mensajes codificados son "recetas" para hacer aminoácidos, el fundamento de las proteínas. Al combinarse en secuencias largas, como números telefónicos largos, los pares de bases le indican a cada célula cómo armar las diferentes proteínas. Las proteínas componen las células, los tejidos y las enzimas especializadas que nuestros organismos necesitan para funcionar normalmente. La proteína alterada en la ataxia de Friedreich se llama frataxina.

En 1996, un grupo de científicos internacionales identificó la causa de la ataxia de Friedreich como un defecto en el gen ubicado en el cromosoma 9. Debido al código anormal heredado, una secuencia de bases en particular (GAA) se repite muchas veces. Normalmente, la secuencia GAA se repite 7 a 22 veces, pero en las personas con ataxia de Friedreich puede repetirse cientos o aún más de mil veces. Este tipo de anormalidad se llama expansión de la repetición de tripletes y ha sido implicada como la causa de varias enfermedades heredadas dominantes. La ataxia de Friedreich es la primera enfermedad genética recesiva conocida cuya causa es la expansión de la repetición de tripletes. Aunque alrededor del 98 por ciento de los portadores de ataxia de Friedreich tienen esta expansión de la repetición de tripletes particular, no se encuentra en todos los casos de la enfermedad. Una muy pequeña proporción de individuos afectados tiene otros defectos de codificación de genes responsables por causar la enfermedad.

La expansión de la repetición de tripletes aparentemente altera el armado normal de aminoácidos a proteínas, reduciendo mucho la cantidad de frataxina que se produce. La frataxina se encuentra en las partes de la célula productoras de energía llamadas mitocondrias. La investigación sugiere que sin un nivel normal de frataxina, ciertas células del organismo (especialmente el cerebro, la médula espinal y las células musculares) no pueden producir energía eficazmente y tienen una acumulación de subproductos tóxicos que lleva a lo que se llama "estrés oxidativo." Esta pista de la causa posible de la ataxia de Friedreich surgió después de que científicos realizaran estudios de una proteína de levadura con una estructura química similar a la frataxina humana. Encontraron que la escasez de esta proteína en la célula de la levadura llevaba a una acumulación tóxica de hierro en las mitocondrias de la célula. Cuando el exceso de hierro reaccionaba con el oxígeno, se producían radicales libres. Aunque los radicales libres son moléculas esenciales en el metabolismo del organismo, también pueden destruir células y dañar al organismo. La investigación sobre este tema continúa (consulte la sección sobre "¿Qué investigación se está realizando?").

¿Puede tratarse o curarse la ataxia de Friedreich?

Como con muchas enfermedades degenerativas del sistema nervioso, actualmente no existe cura o tratamiento eficaz para la ataxia de Friedreich. Sin embargo, muchos de los síntomas y complicaciones acompañantes pueden tratarse para ayudar a los pacientes a mantener un funcionamiento óptimo por el mayor tiempo posible. La diabetes, si estuviera presente, puede tratarse con dieta y medicamentos como la insulina, y algunos de los problemas del corazón también pueden tratarse con medicamentos. Los problemas ortopédicos como las deformidades de los pies y la escoliosis pueden tratarse con aparatos o cirugía. La fisioterapia puede prolongar el uso de los brazos y piernas. Los científicos esperan que los avances recientes en la comprensión de la genética de la ataxia de Friedreich lleven a descubrimientos en el tratamiento.

¿Qué servicios son útiles para los pacientes con ataxia de Friedreich y sus familias?

Se dispone de pruebas genéticas en algunos laboratorios especializados, los cuales pueden ayudar con el diagnóstico clínico, diagnóstico prenatal, y determinación del estado de portador.

Los consejeros de genética pueden ayudar a explicar cómo se hereda la ataxia de Friedreich y su efecto en el paciente y su familia. El asesoramiento psicológico y los grupos de apoyo para personas con enfermedades genéticas también pueden ayudar a los pacientes y sus familias a afrontar la enfermedad. El médico de atención primaria del paciente puede evaluar las complicaciones como la diabetes y la escoliosis, y puede derivar a los pacientes a especialistas como cardiólogos y fisioterapeutas para que les ayuden con algunos de los otros problemas asociados.

6.-DEMENCIA CON CUERPOS DE LEWY

Introducción

¿Qué es la demencia con cuerpos de Lewy?

La demencia con cuerpos de Lewy es una de las causas más comunes de demencia en personas mayores. Demencia es la pérdida de funciones mentales lo suficientemente severa para afectar su vida diaria y sus actividades. Estas funciones incluyen:

- Memoria
- Habilidades del lenguaje
- Percepción visual (su habilidad de comprender lo que ve)
- Solución de problemas
- Tareas cotidianas
- La habilidad de enfocarse y prestar atención

¿Qué tipos de demencia con cuerpos de Lewy existen?

Existen dos tipos de esta demencia: Demencia con cuerpos de Lewy y demencia por enfermedad de Parkinson. Ambos tipos causan los mismos cambios en el cerebro, y, con el tiempo, provocan los mismos síntomas. La principal diferencia es cuándo los síntomas cognitivos (del pensamiento) y del movimiento comienzan.

La demencia con cuerpos de Lewy causa problemas con la habilidad de pensar similar a la enfermedad de Alzheimer. Posteriormente, causa otros problemas, como síntomas de movimiento, alucinaciones visuales y ciertos problemas del sueño. También causa más problemas con las actividades mentales que con la memoria.

La demencia por enfermedad de Parkinson comienza como un trastorno del movimiento. Primero causa los síntomas de la enfermedad de Parkinson, movimientos lentos, rigidez muscular, temblor y caminar arrastrando los pies. Más adelante, causa demencia.

¿Cuál es la causa de la demencia con cuerpos de Lewy?

La demencia con cuerpos de Lewy ocurre cuando se acumulan cuerpos de Lewy en partes del cerebro que controlan la memoria, el pensamiento y el movimiento. Los cuerpos de Lewy son depósitos anormales de proteína llamada alfa-sinucleína. Los investigadores no saben exactamente por qué estos depósitos se forman. Pero saben que otras enfermedades, como el mal de Parkinson, también involucran la acumulación de esta proteína.

¿Quién está en riesgo de demencia con cuerpos de Lewy?

El mayor factor de riesgo de la demencia con cuerpos de Lewy es la edad, la mayoría de las personas que la desarrolla es mayor de 50 años. Quienes tienen una historia familiar de demencia con cuerpos de Lewy también están en mayor riesgo.

¿Cuáles son los síntomas de la demencia con cuerpos de Lewy?

La demencia con cuerpos de Lewy es una enfermedad progresiva. Esto significa que los síntomas comienzan lentamente y empeoran con el tiempo. Los síntomas más comunes incluyen cambios en la cognición, el movimiento, el sueño y el comportamiento:

- **Demencia**: Pérdida de funciones mentales que es lo suficientemente grave como para afectar su vida diaria y sus actividades
- **Cambios en la concentración, atención, estado de alerta y vigilia**: Estos cambios suelen suceder de un día para otro. Pero a veces también pueden ocurrir a lo largo del mismo día
- **Alucinaciones visuales**: Significa ver cosas que no existen
- **Problemas con el movimiento y la postura**: Incluyen lentitud de movimientos, dificultad para caminar y rigidez muscular. Estos se llaman síntomas motores de la enfermedad de Parkinson
- **Trastorno de conducta durante el sueño REM**: Es una condición en la cual una persona parece representar físicamente los sueños. Puede incluir sueños vívidos, hablar dormido, movimientos violentos o caerse de la cama. En algunas personas, puede ser el

síntoma más temprano de la demencia con cuerpos de Lewy. Puede aparecer varios años antes de cualquier otro síntoma de la enfermedad

- **Cambios en el comportamiento y el estado de ánimo**: Como depresión, ansiedad y apatía (falta de interés en las actividades o eventos diarios normales)

En las primeras etapas de la demencia con cuerpos de Lewy, los síntomas pueden ser leves y las personas pueden funcionar con bastante normalidad. A medida que la enfermedad empeora, las personas con la afección necesitan más ayuda debido a problemas de pensamiento y movimiento. En las últimas etapas de la enfermedad, a menudo no pueden cuidarse a sí mismos.

¿Cómo se diagnostica la enfermedad con cuerpos de Lewy?

No existe una prueba para diagnosticar la demencia con cuerpos de Lewy. Es importante ver a un médico con experiencia para obtener un diagnóstico, como por ejemplo un neurólogo. El especialista le realizará:

- Una historia clínica, incluyendo una lista detallada de sus síntomas. El médico

hablará tanto con el paciente como con sus
cuidadores
- Exámenes físicos y neurológicos
- Exámenes para descartar otras afecciones
que causen síntomas similares, como
pruebas de sangre y de diagnóstico_por
imágenes
- Pruebas neuropsicológicas para evaluar la
memoria y otras funciones cognitivas

La demencia con cuerpos de Lewy puede ser difícil
de diagnosticar porque el mal de Parkinson y la
enfermedad de Alzheimer causan síntomas
similares. Los científicos piensan que la demencia
con cuerpos de Lewy puede estar relacionada a
estas enfermedades, o que a veces pueden ocurrir
juntas.

También es importante saber qué tipo de demencia
con cuerpos de Lewy tiene una persona, para que el
médico pueda tratar los síntomas específicos.
También ayuda al médico a determinar cómo la
enfermedad afectará a la persona con el tiempo. El
profesional de la salud hará el diagnóstico basado
en cuándo ciertos síntomas comienzan:

- Si los problemas cognitivos comienzan
dentro de un año de los problemas del
movimiento, el diagnóstico es demencia con
cuerpos de Lewy
- Si los problemas cognitivos comienza más
de un año después de los problemas del

movimiento, el diagnóstico es demencia por enfermedad de Parkinson

¿Cuáles son los tratamientos para la demencia con cuerpos de Lewy?

No existe una cura para la demencia con cuerpos de Lewy, pero los tratamientos pueden ayudar con los síntomas:

- Los **medicamentos** pueden ayudar con algunos de los síntomas cognitivos, de movimiento y psiquiátricos
- La **fisioterapia** puede ayudar con problemas de movimiento
- La **terapia ocupacional** puede ayudar a encontrar maneras de hacer más fácilmente las actividades diarias
- La **terapia del habla** puede ayudar con los problemas para tragar y para hablar fuerte y claro
- La **consejería de salud mental** puede ayudar a personas con demencia con cuerpos de Lewy y sus familias para manejar los problemas emocionales y de conducta. También puede ayudar a planificar para el futuro
- La **terapia musical o artística** puede reducir la ansiedad y mejorar el bienestar

Los grupos de apoyo también pueden beneficiar a personas con demencia con cuerpos de Lewy y sus cuidadores. Pueden entregar apoyo emocional y social. También sirven como espacio para compartir sugerencias sobre cómo lidiar con los desafíos diarios de la condición

7.-ESCLEROSIS MULTIPLE

La esclerosis múltiple (EM) es una enfermedad autoinmune rara que afecta el sistema nervioso central (SNC). Normalmente, los anticuerpos producidos por el sistema inmunológico ayudan a proteger el cuerpo contra virus, bacterias y otras sustancias extrañas. En las personas con EM, el sistema inmunológico ataca el cuerpo. Los anticuerpos destruyen la sustancia que rodea y protege las células nerviosas, llamada vaina de mielina.

El SNC está formado por el cerebro, la médula espinal y los nervios ópticos. Su trabajo es enviar rápidamente mensajes desde el cerebro hasta las diferentes partes del cuerpo y viceversa. La mielina dañada o destruida puede reducir la velocidad y bloquear estos mensajes.

Hay cuatro formas de EM:

- **Síndrome clínicamente aislado (SCA)** Este es un episodio de 24 horas con síntomas neurológicos similares a la EM. Es causado por la mielina hinchada y dañada. Las personas que tienen SCA deben realizarse una resonancia magnética de su cerebro. Si se encuentran lesiones, el riesgo de tener EM aumenta. Algunas personas pueden no tener episodios futuros ni desarrollar EM.
- **Esclerosis múltiple remitente recidivante (EMRR)** Es la forma más común de EM. Las personas que tienen EMRR tienen recaídas o brotes en los que aparecen nuevos síntomas o empeoran los anteriores. Luego, hay un período de recuperación, o remisión, donde los síntomas mejoran o desaparecen por algún tiempo. En la EMRR, las recaídas pueden ser provocadas por una infección, como la gripe. La enfermedad no empeora entre los brotes.
- **Esclerosis múltiple primaria progresiva (EMPP)** Alrededor del 15% al 20% de las personas que tienen EM desarrollan una EMPP. En esta forma de esclerosis múltiple, la enfermedad empeora constantemente, con pocas o ninguna recaída, remisiones ni nuevas lesiones cerebrales.
- **Esclerosis múltiple secundaria progresiva (EMSP)** Alrededor del 50% de las personas que tienen EMRR, desarrollarán una EMSP.

En esta forma, las recaídas y remisiones en curso pueden causar un aumento en el nivel de discapacidad y nuevas lesiones cerebrales con el tiempo.

Síntomas de la esclerosis múltiple

La esclerosis múltiple afecta la sensibilidad, la capacidad intelectual y el movimiento. Los síntomas varían según la parte o partes del cuerpo en las que está dañada la vaina de mielina. Con frecuencia, los síntomas de la esclerosis múltiple son leves. En algunos casos poco comunes, las personas pueden sufrir algún tipo de parálisis y perder la capacidad de escribir, hablar o caminar.

Los síntomas comunes incluyen:

- problemas de visión, que incluyen visión doble, visión borrosa, ceguera parcial al color, dolor ocular y pérdida parcial o total de la visión;
- problemas de razonamiento y memoria;
- fatiga;
- debilidad muscular;
- mareos;
- entumecimiento o debilidad en un lado o en la mitad inferior de su cuerpo;
- problemas con la coordinación y el equilibrio;

- pérdida de control de esfínteres
- sensaciones como entumecimiento u hormigueo (llamadas "alfileres y agujas");
- temblores, espasmos o convulsiones;
- sensaciones de choque eléctrico causadas por mover la cabeza de cierta manera;
- sequedad vaginal en las mujeres;
- disfunción eréctil en los hombres.

Los síntomas de la esclerosis múltiple, con frecuencia, aparecen y desaparecen. Las recaídas pueden durar días, semanas o meses. Para que se considere una recaída, los síntomas deben durar al menos 24 horas y aparecer al menos 30 días después de la última recaída. Durante la remisión, los síntomas pueden continuar o desaparecer por un tiempo. Las lesiones pueden formarse y afectar permanentemente los nervios en esa área.

En las mujeres embarazadas, los síntomas de la esclerosis múltiple mejoran durante el embarazo. Desafortunadamente, los síntomas vuelven a los pocos meses de dar a luz. La esclerosis múltiple no aumenta los riesgos que pueden ocurrir durante cualquier embarazo. Esto incluye la hipertensión inducida por el embarazo (presión arterial alta).

¿Cuál es la causa de la esclerosis múltiple?

La causa exacta de la esclerosis múltiple se desconoce. Es muy probable que sea el resultado de factores genéticos y ambientales. Una serie de virus también han sido vinculados a la esclerosis múltiple. Un virus en la infancia puede desencadenar esclerosis múltiple más adelante en la vida.

La esclerosis múltiple afecta a las mujeres con más del doble de frecuencia que a los hombres. Las personas blancas (caucásicas) tienen más probabilidades de desarrollar la enfermedad que las personas de otras razas. La EM puede ser hereditaria. Su riesgo de padecer esclerosis múltiple aumenta si alguien en su familia, como un padre o un hermano, la tiene. La esclerosis múltiple puede afectar a personas de cualquier edad, pero a menudo comienza entre los 20 y los 40 años. Si tiene otra enfermedad autoinmune, como enfermedades de la tiroides o diabetes tipo 1, su riesgo de contraer esclerosis múltiple es mayor. Algunos estudios muestran que el lugar donde vive puede aumentar su riesgo de contraer esclerosis múltiple. Las personas que crecen en áreas con un clima templado, como el norte de los Estados Unidos o el sur de Canadá, parecen tener un mayor riesgo de contraer esclerosis múltiple.

¿Cómo se diagnostica la esclerosis múltiple?

Al igual que otras enfermedades autoinmunes, la esclerosis múltiple puede ser difícil de diagnosticar. Más a menudo, los primeros síntomas de la esclerosis múltiple son los problemas de visión. Los síntomas también pueden afectar diferentes partes del cuerpo. Su médico le preguntará acerca de su historial de salud y le hará un examen completo.

Antes de hacer un diagnóstico, su médico querrá descartar otras posibles causas de los síntomas. Para realizarlo, es posible que solicite ciertas pruebas, tales como:

- **Un análisis de sangre.** Su sangre puede mostrar signos de enfermedades que causan síntomas similares a los de la esclerosis múltiple.
- **Pruebas neurológicas.** Es posible que su médico le recomiende ver a un especialista. Un neurólogo puede evaluar el funcionamiento de su sistema nervioso central. Buscará cambios en los movimientos oculares, la coordinación muscular, la debilidad, el equilibrio, la sensación, el habla y los reflejos.
- **Punción espinal (punción lumbar).** Una pequeña cantidad de líquido extraído de su

columna vertebral puede mostrar cantidades anormales de células sanguíneas o proteínas asociadas con la esclerosis múltiple. Una punción lumbar puede descartar una infección viral u otras posibles afecciones.

- **Imagen por resonancia magnética (IRM).** Una IRM puede mostrar imágenes detalladas del cerebro y la médula espinal, y si hay lesiones o cicatrices. Las lesiones no siempre son causadas por la esclerosis múltiple.

Para diagnosticar la esclerosis múltiple, usted debe:

- presentar daño en la mielina de al menos dos áreas del SNC;
- haber tenido al menos dos recaídas, o episodios, que causaron daño.
- su médico también debe haber descartado todos los otros diagnósticos posibles.

¿Se puede prevenir o evitar la esclerosis múltiple?

No se puede prevenir ni evitar la EM, ya que se desconoce su causa.

Tratamiento de la esclerosis múltiple

En la actualidad, no existe cura para la EM. El objetivo del tratamiento es ayudarlo a sobrellevar y aliviar los síntomas, retrasar el avance de la enfermedad y mantener una buena calidad de vida. Esto se puede lograr combinando tratamiento médico y terapia física, ocupacional y del habla.

8.-ENFERMEDADES NEUROMUSCULARES

Las enfermedades neuromusculares afectan su sistema neuromuscular. Estas pueden causar problemas en:

- Los nervios que controlan sus músculos
- Sus músculos
- La comunicación entre sus nervios y sus músculos

Estas enfermedades pueden causar debilidad y atrofia en sus músculos. También puede tener otros síntomas, como espasmos, contracciones y dolor muscular.

Algunos ejemplos de trastornos neuromusculares incluyen:

- Esclerosis lateral amiotrófica
- Distrofia muscular

- Miastenia grave
- Atrofia muscular espinal

Estas enfermedades pueden tener diferentes causas. Muchas son genéticas, lo que significa que son hereditarias (se presentan en familias, o son causadas por mutaciones en los genes. Algunas son enfermedades autoinmunes. En ocasiones, no se conoce la causa.

Muchas de las enfermedades neuromusculares no tienen cura. Pero los tratamientos pueden mejorar los síntomas, aumentar la movilidad y el lapso de vida.

Diagnóstico y exámenes

Electromiografia

Es un examen que verifica la salud de los músculos y los nervios que controlan los músculos.

Forma en que se realiza el examen

El proveedor de atención médica introduce un electrodo de aguja muy delgado a través de la piel dentro del músculo. El electrodo en la aguja detecta la actividad eléctrica liberada por los músculos. Esta actividad aparece en un monitor cercano y se puede escuchar a través de un parlante.

Después de la colocación de los electrodos, a usted le pueden solicitar que contraiga el músculo. Por ejemplo, doblando el brazo. La actividad eléctrica observada en el monitor suministra información sobre la capacidad del músculo para responder cuando se estimulan los nervios que van a dichos músculos.

Por lo general se lleva a cabo un examen de la velocidad de conducción nerviosa durante la misma consulta para un EMG. La prueba de velocidad se realiza para saber con qué velocidad se mueven los impulsos eléctricos en sus nervios.

PRONOSTICO DE LA ENFERMEDADES NEURODEGENERATIVAS

La mayoría de las enfermedades neurodegenerativas no tienen una cura, aunque con un tratamiento adecuado se pueden mejorar los síntomas, aumentar la movilidad de la persona o aliviar el dolor.

Estas enfermedades son serias y, dependiendo de la patología, pueden poner en riesgo la vida del paciente.

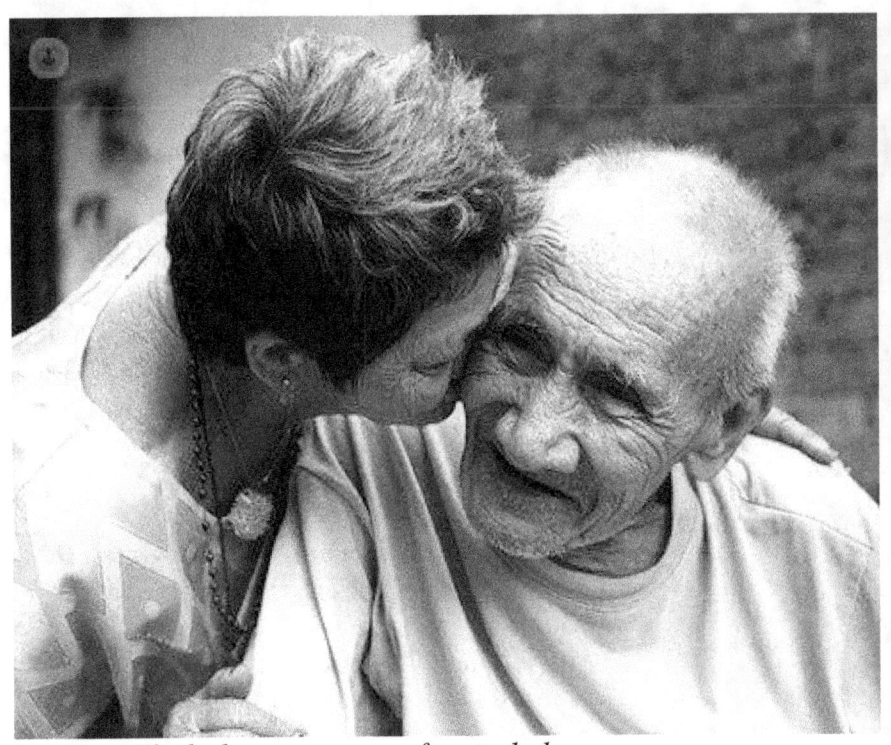

El Alzehimer es una enferemedad neurodegenerativa común.

SÍNTOMAS DE LAS ENFERMEDADES NEURODEGENERATIVAS

En muchos casos es complicado detectar los primeros síntomas pero, a medida que las estructuras y regiones del sistema nervioso se van dañando, podemos apreciar las manifestaciones de la enfermedad. Hay una enorme variedad de síntomas, que dependerán según la afección. Algunos de los más característicos son:

- **Problemas en el control de movimientos**: temblores de reposos, rigidez muscular, lentitud en el inicio y la ejecución de movimiento, alteración en los reflejos posturales y del equilibro o parálisis de marcha.
- **Problemas mentales cognitivos** (demencia): deterioro de la memoria hasta la **amnesia**, déficit de pensamiento y juicio, desorientación, deficiencias en la capacidad intelectiva, déficit del lenguaje, etc.
- Otros síntomas secundarios: insomnio, trastornos de la comunicación, trastornos alimenticios, problemas urinarios, dificultad de deglución, **depresión**, angustia, entre otros.

PRUEBAS MEDICAS PARA LAS ENFERMEDADES DEGENERATIVAS

El proceso de diagnóstico no es sencillo y suele ser largo, ya que los síntomas son difíciles de analizar en los estados tempranos de la enfermedad. Además, hay varios síntomas comunes en las enfermedades neurodegenerativas, que complican todavía más su diagnóstico.

En muchos casos son hereditarias, por lo que los médicos hacen una valoración de la historia clínica del paciente. A partir de allí, se realizan otras pruebas complementarias, como un análisis de sangre o una **resonancia magnética**, para descartar alteraciones debidas a otras patologías (infecciones, tumores, etc.).

CAUSAS DE LAS ENFERMEDADES NEURODEGENERATIVAS

Las causas de estas enfermedades pueden ser muy variadas, existiendo múltiples factores que pueden influir en su aparición. El origen dependerá en función de la enfermedad neurodegenerativa que se trate. A pesar de ello, en muchos casos se desconocen las causas concretas de estas patologías.

Algunos de los motivos que pueden ser la causa de las enfermedades son:

- **Alcoholismo**
- Un tumor
- Ataque cerebrovascular (ACV)
- Traumatismos
- Toxinas
- Químicos
- Virus

Finalmente, destacar que en muchos casos la genética tiene un papel importante así como los factores ambientales y el envejecimiento.

PREVENCION

Las enfermedades degenerativas del sistema nervioso no se puede prevenir pero hay diferentes consejos que se pueden seguir para disminuir el riesgo a padecer alguna de las patologías.

- **Alimentación**: el consumo excesivo de grasas saturadas incrementa el estrés oxidativo generando daños irreparables a las neuronas.

- **Ejercicio**: no tener una vida sedentaria mejora las funciones sinápticas neuronales lo que mejora la memoria y la ansiedad.
- **Dormir**: un sueño con la calidad y la cantidad adecuado evita daños al cerebro propiciando la aparición de enfermedades cerebrales, neurológicas y psicológicas.
- **Actividades mentales** o sociales ayudan a la prevención. Si no mantenemos nuestro cerebro en forma se atrofia.

TRATAMIENTO

Hoy en día, la gran mayoría de estas enfermedades no tienen una cura. Sin embargo, existen tratamientos que tienen como objetivo retardar el avance de las **enfermedades neurodegenerativas**, aliviar el dolor, mejorar los síntomas y alargar la autonomía y funcionalidad del paciente. Según cada caso particular, se pueden emplear distintos procedimientos médico-quirúrgicos que alivian los síntomas o medicamentos que prolongan la funcionalidad de la persona afectada.

En primer lugar, cabe valorar que el diagnóstico de este tipo de enfermedades es un golpe duro para los pacientes. Su diagnóstico puede propiciar la aparición de depresión o ansiedad y puede ser necesario el uso de psicoterapia.

La psicoeducación es importante, tanto para el paciente como para el entorno, para conocer el tratamiento de la enfermedad y las consecuencias. De esta forma se disminuye el nivel de incertidumbre, facilitando mecanismos y estrategias de adaptación.

En el tratamiento de las enfermedades neurodegenerativas es frecuente el uso de rehabilitación neuropsicológica, la fisioterapia, logoterapia y **terapia ocupacional**. Todas ellas forman parte de una estrategia multidisciplinar para prolongar y mejorar la calidad de vida del paciente, así como su estado y su autonomía.

El paciente también puede necesitar ayudas externas para su día a día, como pictogramas, agendas, ayudas visuales o mecanismos de desplazamiento.

ESPECIALISTA QUE LO TRATA

Las enfermedades degenerativas del sistema nervioso deben ser tratadas por un equipo multidisciplinar que pueden incluir especialistas en **Neurología, Fisioterapia, Neurofisiología, Psicología** o **Psiquiatría**.

www.ingramcontent.com/pod-product-compliance
Lightning Source LLC
Chambersburg PA
CBHW071109220526
45467CB00004B/1762